DU

TRAITEMENT DES GROSSESSES

EXTRA-UTÉRINES

PAR LA LAPAROTOMIE

PAR

Le Dr Charles AUDRY

Interne des Hôpitaux de Lyon

PARIS

LECROSNIER ET BABÉ, LIBRAIRES-ÉDITEURS

Place de l'École-de-Médecine

1890

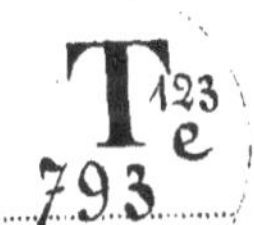

DU

TRAITEMENT DES GROSSESSES

EXTRA-UTÉRINES

PAR LA LAPAROTOMIE

PAR

Le Dr Charles AUDRY

Interne des Hôpitaux de Lyon

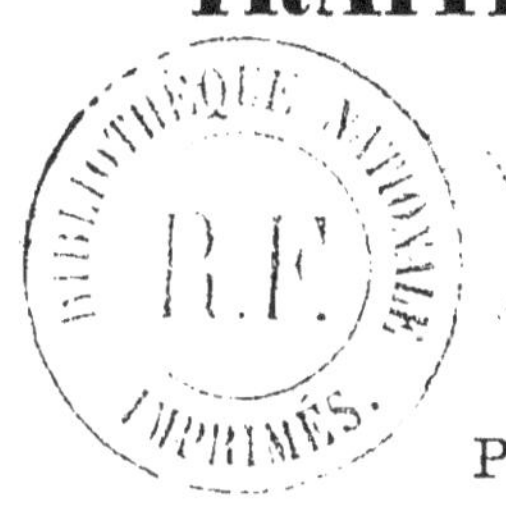

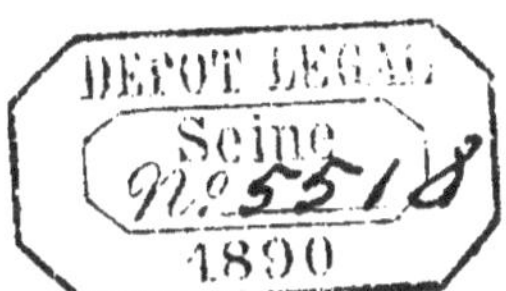

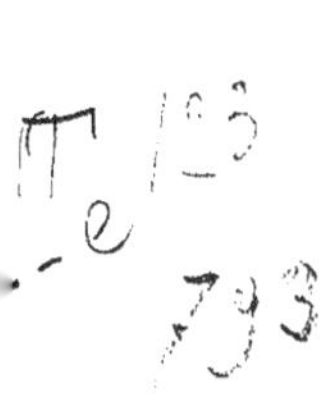

PARIS

LECROSNIER et BABÉ, LIBRAIRES-ÉDITEURS

Place de l'École-de-Médecine

—

1890

DU TRAITEMENT DES GROSSESSES EXTRA-UTÉRINES

par la laparotomie (depuis 1886),

———

Il n'y a pas très longtemps que l'étude des grossesses extra-utérines est devenue réellement scientifique et pratique. Parmi les chapitres obscurs de l'obstétrique et de la gynécologie, il n'en est aucun qui ait retiré de l'avènement de l'antisepsie de plus éclatants avantages.

L'ouvrage de Parry (de Philadelphie) (1876), le travail de Litzmann (1880), le livre de Veit (1884), celui de Werth (1886), enfin la série des publications de Lawson Tait constitue les grands points de repère dans la littérature.

En France, nous n'avons guère que la vaste revue, échue au concours d'agrégation à Maygrier 1886.

En combinant les statistiques de Maygrier et de Werth (1), toutes deux datant de 1886, on arriverait péniblement à dresser une liste d'une centaine de laparotomies pratiquées en cas de grossesses extra-utérines. Ayant eu l'occasion de faire, à propos d'une belle observation inédite tirée de la pratique de M. le Pr Fochier, quelques recherches bibliographiques, nous avons vite été étonné par la colossale extension qu'ont prises depuis lors les interventions de ce genre.

Depuis l'année 1886 jusqu'en janvier 1890, il en a été publié à notre connaissance plus de 170 observations. Encore sommes-nous probablement restés un peu incomplets. Sur ces observations, il en est un peu plus de 140 dont nous avons pu consulter le texte ou le résumé et apprécier le résultat (2).

Nous avons pensé qu'il ne serait pas inutile de faire connaître aux lecteurs français les résultats fournis par l'étude d'un sujet dont la connaissance n'est pas encore bien répandue parmi nous.

Un premier fait nous a aussitôt frappé : c'est que sur ces 170 observations, 13 seulement étaient d'origine française. En lisant les comptes rendus de la Société de médecine interne de Berlin pour le

———

(1) Werth. Beitrage zur Anatomie... der extra-utérins chwangerschaft Stuttgart 1887.

(2) Dans une large part, nous avons emprunté nos matériaux anglais et américains surtout, aux diverses revues : Archives de gynécologie, Nouvelles Archives d'obstétrique, Archives de Tocologie, etc., et aux journaux allemands spéciaux.

mois de janvier 1890, on a vu avec quelque étonnement que 5 opérateurs de cette assemblée : Martin, Olshausen, Veit, Landau, Czempin, avaient opéré à eux seuls 54 grossesses extra-utérines par la laparotomie.

Il n'est pas douteux que la grossesse extra-utérine soit chez nous et aussi peut-être en Italie bien plus rare que chez les Allemands, les Anglais, les Américains. Il y a là une question de race et l'on est bien forcé d'admettre que les trompes utérines des femmes françaises sont moins capricieuses ou moins hospitalières que celles des anglo-saxonnes. Peut-être aussi, est-il plus d'une fois arrivé qn'on a passé à côté de grossesses extra-utérines inaperçues parce que l'attention n'était pas suffisamment éveillée à leur endroit. Veit a montré pièces en main que seul l'examen microscopique autorisait de voir dans un hémato-salpinx autre chose qu'une grossesse tubaire aux débuts?

Quoi qu'il en soit, nous avons limité exactement le cadre de nos recherches à l'étude des grossesses extra-utérines traitées par la laparotomie depuis 1886, c'est-à-dire depuis l'apparition du livre de Werth (de 1886), de Kiel (paru à Stuttgart, 1886) et la thèse de Maygrier. Nous avons réservé le nom de « laparotomie » à toute opération sanglante atteignant le kyste fœtal à travers une incision abdomino-péritonéale. Les faits tels que ceux de Bruch (Alger), Laroyenne (Lyon), rapporté par Gouilloud), Artemieff (Tiflis) ne sont guère autre chose que des incisions de grands abcès. Slavjansky les appelle des laparo-kelyphotomies, mais il ne semble pas bien nécessaire de créer à leur intention un néologisme compliqué.

Quelque intérêt que puisse avoir la question, nous n'abordons en aucune façon l'étude physiologique ; nous renverrons aux classiques, à Veit (1), à Werth le lecteur désireux de détails circonstanciés.

Dans la pratique, on peut sans inconvénients accepter la règle de Lawson Tait pour qui toutes les grossesses extra-utérines sont tubaires au début (Wyder) et celle de Veit d'après laquelle au 6e mois la trompe se rompt.

En réalité, il existe certainement des grossesses ovariennes primitives ; d'autre part Sänger a enlevé une trompe gravide de 9 mois? cependant, ce sont là des exceptions telles qu'on peut accepter les deux principes que nous avons indiqués.

On est dans l'habitude de diviser le traitement des grossesses extra-utérines suivant qu'elles ont plus ou moins de 5 mois de gestation. Cette distinction est loin d'être irréprochable ; cependant pour ne pas multiplier des classifications, nous l'accepterons en nous réservant de la compléter à notre aise.

Nous étudierons donc :

(1) Veit : Die Eileitersrchwangerschaft. Stuttgart. 1884.

I. Les laparotomies pratiquées contre des grossesses extra-utérines de moins de 5 mois,

II, de plus de 5 mois.

I

Il y a 2 grandes classes de faits à considérer :

Dans la première, il faut ranger les cas où la trompe se trouvait intacte ; à la seconde appartiennent les observations des interventions pratiquées à plus ou moins bref délai après la rupture du sac.

1° Kyste fœtal non rompu.

En 1886, Maygrier ne pouvait citer que 2 opérations de laparotomies pratiquées dans ces conditions, dues l'une et l'autre à Veit. La même année Werth publiait 4 succès personnels. Depuis cette époque, il a été publié à notre connaissance 20 observations comparables.

Il est évident que nous sommes obligés de rassembler ici des faits assez disparates ; entre une grossesse intraligamenteuse de 4 mois, et une trompe gravide de 6 semaines, il y a une grande différence. Cependant Veit qui possède en pareille matière une autorité incontestable pense qu'on peut toujours pédiculiser et enlever complètement un kyste fœtal pris dans ces limites.

C'est là une pratique jadis conseillée par Kiwisch et depuis lors par bien d'autres ; cependant c'est à Veit que revient l'honneur de l'avoir le premier exécutée, et fait accepter.

Actuellement, les chirurgiens compétents, Werth (de Kiel) Späth (de Hambourg) entre autres, paraissent bien d'accord sur ce point, toute grossesse extra-utérine au début appelle l'intervention immédiate par la laparotomie et l'extirpation de la tumeur fœtale. Quelques Américains et Russes ont, avec Garrigues, eu recours à l'électricité, mais il semble bien que le bistouri soit en voie de gagner son procès.

D'abord, on peut admettre qu'entre des mains expérimentées, l'ablation d'une trompe gravide de 6 semaines à 3 ou 4 mois, non rompue, est une intervention bénigne. Elle est assurément moins dangereuse qu'une ablation de salpingite purulente, et réalise une indication autrement impérieuse.

Il est d'ailleurs permis de croire que parmi les hémato-salpingites, qui ont été extirpées un peu partout, bon nombre n'étaient pas autre chose que des grossesses extra-utérines au début ; le fœtus meurt, et il s'effectue un véritable avortement intratubaire. En pareil cas, l'hémorrhagie peut se vider dans le péritoine par l'orifice de la trompe et une hématocèle est constituée. Werth a bien montré l'existence de cet avortement intra-abdominal.

On peut aussi trouver un œuf perdu dans un caillot qui occupe la trompe un peu distendue. Nous avons rappelé le cas où Veit montra pièces en main, la nécessité où l'on peut être de recourir au microscope pour formuler un diagnostic ferme.

L'extirpation du sac, de la trompe s'impose ici ; d'abord elle ne paraît pas devoir être plus difficile que l'incision. En tous cas, cette dernière est plus redoutable. Morison (d'Edimbourg) ayant ouvert un kyste fœtal de 2 mois eut une telle hémorrhagie qu'il dut bourrer aussitôt le sac comprimé, et attendre l'expulsion spontanée du fœtus et de ses annexes. Hermann faillit perdre sa malade de l'hémorrhagie qui accompagna une tentative de décollement du placenta, celui-ci ne put être détaché qu'au 24ᵉ jour, et encore avec hémorrhagie.

Sur les 26 laparotomies pratiquées, 12 appartiennent à Veit. Il a obtenu 12 succès, dont 2 sur la même femme à quelques mois d'intervalle : il est intéressant de comparer ce résultat avec ceux qu'il eut après des opérations pratiquées sur des kystes rompus ; 2 morts sur 4 opérées.

Orthmann, Muller (Bruhl), Haussmann ont eu des succès. Spath a 3 opérations heureuses; Meyer (Copenhague) Doléris, comptent chacun un succès.

Nous ne connaissons qu'un décès de publié (Doléris ; grossesse de 5 mois) : la malade paraît être morte de shok ou de septicémie.

Il existe un seul obstacle à la réalisation constante de cette salutaire et brillante intervention ; il réside dans les difficultés extrêmes que l'on éprouve à poser fermement le diagnostic d'une grossesse extra-utérine, même tubaire, pendant les premiers mois. Tait a vivement insisté sur ces difficultés qu'il a peut-être exagérées. La cessation des règles, l'exploration des culs-de-sac du vagin où l'on peut constater l'existence et le développement rapide d'une tumeur, les phénomènes douloureux, etc., sont autant de signes précieux.

En tout cas, on peut admettre, qu'en présence de soupçons sérieux de l'existence de la maladie, le chirurgien est pleinement autorisé à recourir à une laparotomie exploratrice ; si le diagnostic de grossesse tubaire était confirmé par l'examen direct il ne faudrait pas hésiter à enlever la trompe séance tenante, la seule présence d'une tumeur suspecte dans l'une d'elles indiquant une salpingectomie (1).

(1) Tout récemment, cependant, nous assistions M. le Dr Laroyenne dans une laparotomie qui le conduisit sur une énorme hémato-salpingite d'origine très probablement embryonnaire, et dont les dimensions

Quant au manuel technique, nous laisserons aux opérateurs le soin de décrire leurs procédés ; ils ne paraissent pas comporter de renseignements spéciaux, rappelons seulement que Stratz insiste sur la nécessité de bien oblitérer la trompe pour éviter l'infection.

Etant donné qu'il faut toujours recourir à l'extirpation de la tumeur, la question du traitement du pédicule, de l'hémostase, etc., est réglée par les procédés électifs et habituels de l'opérateur.

2° Le kyste fœtal est rompu.

Nous avons déjà dit qu'on tendait à rapporter à des grossesses tubaires la plupart, sinon la totalité des hématosalpinx. La même évolution semble s'effectuer dans l'histoire des hématocèles. Il existe certainement des hématocèles, qui ne sont pas consécutives à des gravidités excentriques ; on en a vu chez des vierges. Cependant, sans aller jusqu'à penser avec Wathen que tous les travaux relatifs à cette question, antérieurs à ces dernières années (1880), doivent être regardés comme non scientifiques, il est hors de doute qu'un très grand changement est en train de se produire dans la manière d'envisager les choses. Mais c'est là un débat dont nous n'avons pas à nous occuper.

Quoi qu'il en soit, il y a lieu d'accepter comme démontré ce fait, soupçonné par Joulin, depuis longtemps affirmé par Gallard, qu'un grand nombre d'hématocèles sont réellement consécutives à des grossesses tubaires.

Nous avons rappelé l'existence de l'avortement intra-abdominal de Werth ; c'est là un premier mode de production. Un second processus est dû à la rupture du sac tubaire effectué pendant les premiers mois et avec des symptômes plus ou moins retentissants.

Mais il y a là deux ordres de faits à considérer.

α. — Le chirurgien est intervenu aussitôt après la rupture et pour parer à des accidents immédiatement consécutifs, à des accidents hémorrhagiques le plus souvent.

β. — On a opéré de vieilles hématocèles embryonnaires constituées depuis plusieurs semaines et accompagnées d'accidents inflammatoires, douloureux, etc.

α. — La rupture de la trompe gravide entraîne des accidents immédiats qui sont dus à l'hémorrhagie, ou à la péritonite.

Avant ces toutes dernières années, on admettait volontiers qu'une rupture de grossesse extra-utérine entraînait presque fatalement une

étaient telles que l'extirpation totale était trop périlleuse. Il fallut se contenter d'inciser et de tamponner la cavité. Du reste, tout alla très bien.

mort rapide. Mais si, suivant l'opinion qui tend à prédominer, la grande majorité des hématocèles ressortit à un tel mécanisme, ce pronostic doit être notablement amélioré. En réalité, bon nombre d'hématocèles guérissent : l'hémorrhagie s'arrête ; les phénomènes d'ordre inflammatoire manquent ou se calment. Le sang et les débris de l'œuf s'enkystent ou se résorbent sans trop de difficulté.

Il est clair que si toute rupture de grossesse extra-utérine impliquait fatalement ou presque fatalement une issue fatale, la laparatomie immédiate s'imposerait.

Mais la question serait de savoir si en intervenant toujours et systématiquement on augmente les chances de survie des malades. Seulement, le problème est assez compliqué ; ce qui manque pour le résoudre, ce sont les observations d'une série de malades suivies pendant un temps assez long. Une femme momentanément guérie de son hématocèle reste exposée à des accidents d'obstruction intestinale, d'infection secondaire, etc., etc, Ce sont là une série de conditions, qui militent fortement en faveur des principes si vigoureusement appliqués par Lawson Tait.

C'est en effet Tait qui a le plus fait pour la vulgarisation de la laparotomie hâtive, dirigée contre les ruptures de grossesses tubaires. En 1886, il avait déjà pratiqué 21 opérations de ce genre avec un seul décès. Lusk a connaissance d'une statistique de Tait portant sur 42 cas avec 2 morts. Nous n'avons pas pu consulter le texte des « Lectures » que le chirurgien de Birmingham a récemment publiées sur ce sujet. Mais si nous nous contentons de nous reporter à la seconde série de 1.000 laparotomies par lui exécutées, publiées dans le British Med. J. de 1889, nous voyons figurer 26 cas de « Rupture tubal pregnancy » opérées avec une seule mort.

En 1886, en dehors de la première série de Tait, il n'existait que deux autres observations comparables dues à Bozeman et à Hunter. Toutes les deux étaient relatives à des échecs. Mais les chirurgiens américains ne se découragèrent pas : Johnston, Penrose, Gardner, Hart, Gordon, Janvrin, Price, Tuttler, Lusk, publièrent une série d'observations, dont le plus grand nombre se rapportaient à des succès. Pratiquée en Angleterre par Mac Naught, Woodbury, Ferguson, l'opération de Tait fut assez mal accueillie au début par les chirurgiens allemands ; Werth, Veit, n'hésitèrent pas à conseiller l'expectation dans le cas où il n'aurait pas été possible de faire l'ablation de la tumeur avant sa rupture. Cependant les cas se sont multipliés : Kaltenbach, Landau, Yversen (Copenhague) Wyborgh, Hahn, etc., sont résolument entrés dans cette voie.

En France, il n'existe à notre connaissance que la relation d'un beau succès de Duchamp (de Saint-Etienne), et un cas de Polaillon.

En somme, sur 56 opérations dont nous connaissons le résultat, 10 se sont terminés par la mort.

Les opérées ont succombé à des complications diverses ; en dehors de la péritonite, des septicémies, du shok qui en ont enlevé le plus grand nombre, la néphrite, l'urémie, ont fait périr la malade de Ferguson, et une de Lusk. Celle d'Eberth et Kaltenbach a été emportée par une hémorrhagie interné 36 heures après l'opération ; cette hémorrhagie s'était effectuée par les surfaces de déchirures des adhérences de la trompe.

Dans l'immense majorité des cas, on a extirpé la trompe rompue et nettoyé la cavité péritonéale. L'extirpation est d'autant plus rigoureusement indiquée qu'il faut ici redouter avant tout l'hémorrhagie, et que le meilleur moyen de la combattre est évidemment de péduculiser et d'enlever l'organe qui saigne.

Cela est d'autant plus vrai que le fœtus est plus âgé, le sac plus gros, le placenta plus important ; à tout prix, il faut se débarrasser de ce dernier, et son arrachement implique des dangers d'hémorrhagie épouvantables.

Les circonstances, qui président à l'opération, sont très loin d'être aussi favorables qu'avant la rupture du kyste. La mortalité relativement élevée le démontre assez.

D'abord, l'intervention est plus difficile en ce qu'elle nécessite un nettoyage possible de la cavité péritonale.

De plus, on agit sur les sujets dont l'anémie aiguë, le shok nerveux, l'infection au début altèrent beaucoup les forces de résistance. C'est pour cela que Veit préférait l'expectation. Tout le monde n'a pas la bonne fortune d'Hermann, qui put ouvrir le ventre 2 heures après la rupture.

Il est assez remarquable que l'ancienneté de la grossesse ne paraît pas avoir beaucoup influé sur les résultats. Wyborgh et d'autres ont sauvé des malades dont la gravidité datait de 4 mois ; Woodbury a perdu la sienne enceinte de 4 semaines.

Dans tous les cas, il n'est pas possible de comparer les résultats de l'intervention après la rupture à ceux qu'elle donne auparavant. Un cas d'Edis montre bien que l'ablation de la trompe intacte et gravide doit être considérée comme une véritable opération d'urgence : il s'agissait d'une jeune femme chez laquelle on avait reconnu une grossesse tubaire de 4 mois. L'opération décidée fut retardée de quelques jours ; 48 heures après le kyste se rompit ; il fallut opérer la malade dans des conditions déplorables et elle mourut.

En résumé, opérer de suite, opérer toujours ; dans le doute, opérer encore, telle est la règle de Tait, jadis repoussée par Schrœder,

Werth, Veit, mais que les Américains et en Allemagne Stratz, et d'autres semblent accepter.

Nous pensons qu'elle est légitime. Si, d'avance, l'on pouvait reconnaître avec certitude la gravité ou la bénignité relative des accidents à venir dans un délai plus ou moins rapproché, on devrait essayer de poser des indications précises ; mais en dehors même des cas où l'hémorrhagie, la péritonite commandent l'intervention, il en est un bon nombre, le plus grand nombre même, où il semble qu'on soit autorisé à agir systématiquement, aussitôt un diagnostic de probabilités posé.

C'est d'ailleurs le meilleur moyen de s'épargner les interventions secondaires, qu'on peut être appelé à pratiquer sur un vieux foyer embryonnaire, réveillé par l'infection, ou auteur de compressions redoutables.

β. — Il est évident que le chirurgien, obligé d'intervenir contre une péritonite développée autour d'une hématocèle, quelques jours ou quelques semaines après la rupture, doit se trouver dans des conditions mauvaises. La septicémie, l'infection locale sont autant de motifs, qui doivent faire redouter des accidents mortels et rapides.

Cependant on a pu être conduit à la laparotomie par ces accidents suppuratifs mêmes.

Thorniey Stoker, Terrillon qui ont opéré quelques jours après la rupture ont perdu leurs malades.

Tuttlee a été plus heureux et a obtenu 2 succès ; O'Hara un autre au bout de 33 jours. Du reste, il faut s'attendre à des difficultés qui peuvent être considérables ; elles relèvent de la nécessité où l'on est de bien nettoyer une cavité déclive, et des dangers attribuables aux adhérences. Tuttlee ayant blessé l'intestin en fit la suture et eut la chance de sauver son opérée.

En résumé sur 5 observations dont nous connaissons l'issue : 2 décès, tous deux par infection.

II

Parmi les opérations transpéritonéales, qui ont été pratiquées pour des grossesses extra-utérines de plus de 5 mois, les unes ont eu pour objectif l'extraction d'un fœtus mort depuis un temps plus ou moins long ; les autres, celle de fœtus vivants. Il y a lieu d'étudier séparément les résultats obtenus dans les deux circonstances.

1° Le fœtus est mort.

Deux grands procédés ont été employés : d'après le premier, le plus ancien, celui qu'avait utilisé Primerose (de Bordeaux) dès le commencement du xviie siècle, on ouvre le ventre, on incise le kyste, et on extrait le fœtus; puis on draine, et l'oblitération de la cavité s'effectue.

Le nom de Litzmann (1880) est attaché au second procédé qui consiste à exécuter, si possible, l'excision de la totalité du sac, après l'extraction du fœtus.

α. *incision.* — En 1886, Maygrier donnait un tableau de 70 cas opérés de la sorte, avec 24 morts ; en y ajoutant 13 cas de la statistique contemporaine de Werth, on arrive à dresser un tableau de 83 faits avec 31 décès, soit une mortalité de 37 0/0.

Nous connaissons le résultat de 34 opérations pratiquées depuis 1886, avec 6 insuccès opératoires, soit une mortalité abaissée à 19 0/0. Cette amélioration remarquable est due soit à l'antisepsie, soit aux progrès de la technique, soit à ce que les cas opérés plutôt étaient plus favorables. Sur les 6 décès, 1 a été observé par Soderbaun sur une éclamptique ; un autre est survenu sur une malade opérée d'urgence par Dührssen pour des accidents d'obstruction intestinale. Les opérées de Bodlt, de Sänger, de Treub étaient infectées avant la laparotomie et ont succombé à la septicémie.

Enfin, la malade de Mouratoff est morte 2 mois plus tard d'accidents nerveux rapides.

Sur les 25 succès définitifs, 7 dont 1 inédit, appartiennent à des chirurgiens français : Bouilly, Kirmisson, Chandelux, Pinard (2 cas), Fochier, Doyen (Reims).

Les fœtus enlevés étaient d'âge et d'ancienneté très différents. La malade de Soderbaun était enceinte de 6 mois; celle de Dührssen, de 7 ; celle de Kirmisson, de 3 ans.

L'observation inédite qui suit, est relative à une malade opérée à la Clinique par M. le Dr Fochier ; elle donnera une excellente idée des difficultés qu'on doit s'attendre à rencontrer, et de l'impossibilité où l'on se trouve de suivre une marche indiquée d'avance : en fait dans le cas particulier, la laparatomie, commencée pour une extirpation du sac fœtal, a dû se borner à une incision suivie de drainage.

OBSERVATION.

Colette G..., âgée de 38 ans, a été réglée à 12 ans, et depuis lors régulièrement. La malade a eu deux accouchements normaux qui, dit-elle, ont été marqués par des hémorrhagies abondantes ; elle ne paraît pas avoir eu d'accidents péritonéaux quelconques.

Les dernières règles remontent au mois de décembre 1888.

Dès les premiers mois de sa grossesse, elle s'est plainte de très vives douleurs qui revenaient toutes les 5 ou 6 semaines. Un accès plus violent, accompagné d'un écoulement vaginal séro-sanguin eut lieu en juin

1889. Au mois d'août, les accidents se reproduisirent avec une intensité extrême et durèrent trois semaines. Quelques jours plus tard, elle cessa de percevoir les mouvements du fœtus, à la suite, dit-elle, d'un lavement laudanisé. De temps en temps, ces accès douloureux se sont renouvelés ; ils étaient caractérisés par de véritables douleurs expulsives accompagnées de violentes épreintes ano-rectales.

La dernière poussée remonte à janvier 1890.

Elle entre à la clinique le 13 février 1890. C'est une petite femme un peu amaigrie, un peu subictérique, mais encore vigoureuse. Son équilibre mental n'est pas irréprochable : elle est très irritable et très versatile.

Le ventre offre à peu près le développement d'une grossesse de 8 mois; il est régulièrement arrondi, peu saillant, large ; il est dur, mat à la percussion. On ne perçoit pas de fluctuation, pas de ballottement ; çà et là, on rencontre de petites parties fœtales mobiles. On délimite mal le fœtus, qui plonge profondément dans le petit bassin.

En avant de la tumeur, on découvre facilement l'utérus allongé, remonté au-dessus du pubis, où il glisse entre le kyste fœtal et la paroi abdominale.

Au toucher : on trouve dans le cul-de-sac postérieur du vagin une tête de fœtus à terme, macérée, dont les pariétaux aplatis se chevauchent. La tête est molle, craquelée, crépitante. Elle est orientée transversalement en O. G.

En avant, on trouve l'orifice infundibuliforme du col, qui file derrière les pubis, mais où l'hystéromètre ne peut pas pénétrer.

Opération, le 15 février 1890, à 9 heures du matin.

La malade ayant été soigneusement désinfectée la veille au soir, on a fait sur la ligne blanche à égale distance de la symphyse et de l'ombilic une incision de 15 centimètres. On tombe sur l'épiploon adhérent à la face antérieure du kyste qu'il recouvre. La paroi du kyste est épaisse, bleuâtre, tendue, unie. Une anse intestinale tend à se faire jour à gauche et en bas de l'incision, au-devant de la tumeur.

L'incision de cette dernière laisse jaillir un flot de liquide puriform e d'un jaune marron, d'une odeur fade ressemblant à un liquide ancien et bourbeux de macération.

On va chercher les pieds du fœtus qui est en O.I.G.T., et on le retire avec précaution en décollant une adhérence superficielle existant entre l'épaule gauche et une anse d'intestin grêle. C'est une fille macérée de 2.800.

On peut alors s'apercevoir que la paroi postérieure du kyste n'existe pas ; elle est formée par des anses intestinales assez légèrement agglutinées entre elles. La paroi antérieure seule existe, appliquée contre la trompe gauche.

Le placenta occupe la face inférieure gauche de la cavité ; il se présente sous la forme d'un énorme gâteau filamenteux, jaunâtre, très adhérent, complètement exsangue, et sur lequel vient s'insérer le cordon macéré. Son épaisseur est double de celle d'un placenta normal ; il semble pénétrer jusque dans la fosse iliaque gauche.

On fait la toilette du kyste, sans lavage, et on suture les bords de la paroi à ceux de l'incision cutanée, en ayant soin de passer les fils par le péritoine pariétal avant de traverser la peau, mais en évitant de comprimer l'anse intestinale qui tend sans cesse à se glisser en bas, entre la tumeur et la paroi. C'est l'affaire d'une quinzaine de points de suture au catgut. On résèque quelques centimètres d'épiploon contusionné sur ligature. On bourre la cavité avec des lanières de gaze iodoformée et l'on applique un pansement un peu serré.

L'élimination spontanée du placenta débuta 15 jours après. Le gâteau placentaire s'infecta, et se résolut en débris gangréneux extrêmement fétides et mêlés de pus, sans que la température de la malade s'éleva ni qu'elle ait présenté un symptôme grave.

Cette élimination ne fut terminée que le 1er avril. On dut jusqu'alors panser et laver la cavité tous les deux jours avec des solutions d'acide borique et de permanganate.

Au 10 avril, il restait une cavité de 0,10 centimètres de profondeur, qui se dirigeait en arrière et en bas. L'orifice cutané se rétrécissait ; la cavité se comblait rapidement. L'état général de la malade était excellent. Elle marchait ; et il n'y avait plus qu'à attendre l'oblitération de cette énorme fistule dont la suppuration était devenue presque nulle mais qui, le 15 juin, était encore bien loin d'être oblitérée. La malade avait d'ailleurs repris toutes ses occupations.

L'examen microscopique de la paroi du kyste nous donna ce qui suit : elle était constituée par un substratum amorphe, coloré en rose par l'éosine, qui, dans ses couches externes, était nettement feuilleté en replis minces, régulièrement appliqués les uns sur les autres ; cette masse était envahie par du tissu conjonctif déjà fibreux dans les couches profondes, plus jeune dans la zone moyenne, mais qui manquait dans la partie la plus externe. Çà et là, de larges lacunes vasculaires, des amas de cellules embryonnaires ; et nulle part on ne découvrait de fibres musculaires, ni rien qui permît de voir dans cette paroi autre chose qu'une énorme adhérence en voie très avancée d'organisation.

Ainsi : section de la paroi abdominale ; incision du kyste ; extraction du fœtus ; toilette et drainage du placenta et de la cavité, telles sont les grandes lignes de l'intervention.

Nous ne nous arrêterons pas sur le point où doit porter la section des parois ; l'incision sur la ligne blanche a été pratiquée dans la majorité des cas ; mais cela n'a rien d'absolu.

L'ouverture du kyste a donné lieu à des discussions intéressantes. Rappelons d'abord, qu'en cas d'hémorrhagie, Walton, Olshausen recommandent la ligature de l'utéro-ovarienne.

Schrœder (1) suturait le kyste à la paroi avant de l'ouvrir.

(1) Voir le manuel de gynécologie d'Hofméier.

Olshausen adopte ce procédé ; mais on sait combien une pareille manœuvre est difficile avec la membrane friable d'un kyste très tendu.

Le plus souvent, on a simplement ouvert le kyste avant la suture; autant que possible en évitant la blessure du placenta.

La suture cysto-pariétale, une fois pratiquée avec des catguts un peu forts, on procède à l'extraction de l'enfant ; celle-ci doit être délicate : le fœtus opéré par Fochier adhérait à l'intestin par une épaule. Une fistule intestinale secondaire s'établit chez la malade de Kirmisson ; une fistule stercorale et vésicale chez l'opérée de Mouratoff.

Le point le plus intéressant est l'étude du traitement du placenta. Olshausen pense qu'on peut l'abandonner (fait antérieur de Negri). En réalité, il a presque toujours fallu attendre ou exécuter son expulsion.

Cullingworth, Olshausen dans un cas, ont pu l'enlever, séance tenante, sans accidents ; mais très généralement on a dû attendre qu'il se détachât spontanément. Freund conseille l'emploi du tannin et de l'acide salicylique; Werth, celui du benzoate de soude pour éviter les accidents de putréfaction.

Dans quelques cas (Hamilton, Olshausen, etc.) on a pu, au bout de plusieurs jours, l'extirper en bloc ; Martin avait conseillé de pédiculiser le placenta sur des épingles et de l'exciser. Il ne paraît pas avoir été imité.

Il faut se résigner à pallier les accidents, que peuvent entraîner les accidents de son sphacèle et de son élimination lente. Les lavages antiseptiques de toute espèce, la gaze iodoformée, les pansements multipliés ont très généralement suffi à éviter les accidents infectieux graves. Pour empêcher la diffusion des produits septiques, Martin avait encore proposé de rabattre ce qui reste des parois du kyste, de manière à enfermer le placenta dans une loge artificielle qu'on drainait par le vagin. Mais on sait, qu'en général, les opérateurs (sauf Landau) ont abandonné le drainage vaginal.

Une dernière question doit être soulevée : à quelle époque faut-il opérer ? Les gynécologues de l'école de Berlin admettent généralement avec Litzmann et Werth qu'il vaut mieux attendre quelques semaines après la mort du fœtus. Il est vrai qu'on diminue considérablement les chances d'hémorrhagies ; mais, d'autre part, on augmente celles de l'infection préalable du kyste.

Quoi qu'il en soit, on voit de suite quel grand nombre de difficultés secondaires ou primitives est inhérent à l'incision du kyste fœtal, et l'on sera tout disposé de se rallier à l'extirpation totale du sac.

β. *Ablation totale du sac.* — C'est en 1880 que Litzmann a conseillé de faire suivre l'extraction de l'enfant de l'extirpation immédiate du sac.

En 1886, Maygrier connaissait 7 observations, qui étaient 7 succès. Mais 6 autres cas de Werth avec 4 décès, donnaient une mortalité de 30/00.

En dehors des cas de Werth, de Veit, de Meyer qui sont relatifs à des gravidités de 5 mois, nous n'avons pu prendre connaissance que de 5 observations d'extirpation du kyste fœtal. Elles sont dues à Muller, à Quénu, à Bonnano, à Wiedow, à Zajaitsky. Une seule malade a succombé.

Malheureusement, nous n'avons pas pu nous procurer toutes les observations d'Olshausen, de Martin, de Czempin. Le nombre des cas est encore un peu insuffisant : cependant, le résultat est encourageant ; d'autre part, l'école de Berlin, et avec elle la majorité des gynécologistes acceptent le précepte donné par les accoucheurs de Kiel : il faut tenter l'ablation du sac toutes les fois qu'elle sera possible. L'opération se réduit à l'extirpation d'une tumeur abdominale ; on peut refermer le ventre, et l'on n'a à se préoccuper ni de l'hémorrhagie, ni du drainage, ni de l'élimination placentaire, etc. Malheureusement, l'ablation du kyste fœtal est exceptionnellement praticable. Il est rare qu'on puisse isoler et pédiculiser un sac souvent constitué par les seules membranes de l'œuf ou des adhérences péritonéales. D'autre part, il semble qu'on doive redouter 'es opérations incomplètes.

En tous cas, le fœtus une fois extrait, il est bien établi et accepté que l'opérateur fasse son possible pour enlever aussitôt le sac convenablement pédiculisé..

2° *Le fœtus est vivant.* — Là encore, nous retrouvons les deux procédés que nous venons de décrire : l'incision, l'ablation du sac.

α *Incision.* — En 1886, en combinant les statistiques de Maygrier, de Werth, d'Harris, de Charpentier, on pouvait réunir 30 observations de laparotomies pratiquées pour avoir un enfant vivant.

Vingt-sept mères étaient mortes ; soit une mortalité de 90/00. La moitié des enfants avaient dépassé les premières heures qui suivirent l'intervention. Presque toutes les femmes succombaient à l'hémorrhagie placentaire immédiate ou secondaire. Parmi les enfants, plusieurs étaient difformes et non viables. En un mot, on pouvait considérer les résultats comme absolument désastreux. Depuis cette époque, 6 observations ont été publiées avec 5 succès. Elles appartiennent à Price, à John William, à Braun, à Treub, Olshausen, à Chrobak. Price perdit la mère et l'enfant. Le fœtus extrait par Braun mourut au bout de 12 heures.

C'est en pareil cas, surtout, que la pédiculisation sur épingle du placenta (Martin) rendra des services, ainsi que la ligature de l'utéro-ovarienne. Mais il est évident que le procédé le plus sûr d'éviter cette redoutable hémorrhagie est de recourir, quand on peut, à l'extirpation immédiate du sac avec le placenta.

β. *Extirpation du sac*. — Elle a été pratiquée deux fois pour un enfant vivant : une première fois par Breisky, en 1887, une seconde par Olshausen.

Les mères et les enfants ont été sauvés.

Mais là encore, se retrouve l'extrême difficulté de l'exécution. Treub, qui avait commencé l'extirpation, n'a pas pu l'achever. Dans tous les cas, il est évident qu'il faudra porter tous ses efforts sur cette ablation du kyste fœtal qui débarrasse du placenta et diminue singulièrement les dangers secondaires d'infection. Seulement, nous savons que le sac d'un fœtus à terme est bien rarement isolable. C'est là une raison qni doit faire pratiquer l'opération le plus tôt possible, c'est-à-dire aussitôt que la malade vient à l'observation.

La comparaison de Werth est rigoureuse : la grossesse ectopique est une tumeur maligne, et doit être traitée comme telle.

Paris. — Typ. A. DAVY, 52, rue Madame.

LECROSNIER et BABÉ, Libraires-éditeurs

CHARCOT, professeur à la Faculté de médecine de Paris, membre de l'Institut, etc. *Œuvres complètes.*

Tome I. — Leçons sur les maladies du système nerveux, recueillies et publiées par BOURNEVILLE, rédacteur en chef du *Progrès médical*, etc. 1 vol. in-8, avec 35 figures intercalé s dans le texte et 13 planches. 1886... 15 fr.

Tome II. — Leçons sur les maladies du système nerveux, recueillies et publiées par BOURNE-VILLE. 1 vol. in-8, avec 36 figures intercalées dans le texte et 10 planches. 1886... 15 fr.

Tome III. — Leçons sur les maladies du système nerveux, recueillies et publiées par MM. BA-BINSKI, BERNARD, FERÉ, GUINON, MARIE ET GILLES DE LA TOURETTE. 1 vol. in-8 avec 86 figures intercalées dans le texte. 1887.. 12 fr.

Tome IV. — Leçons sur les localisations dans les maladies du cerveau et de la moelle épinière recueillies et publiées par BOURNEVILLE et E. BRISSAUD. 1 vol. in-8 avec 81 figures inter-cálées dans le texte. 1887... 12 fr.

Tome V. — Leçons sur les maladies du poumon et du système vasculaire. 1 vol. in-8, avec 5 figures dans le texte et 2 planches. 1889... 15 fr.

Tome VI. — Leçons sur les maladies du foie et des reins, recueillies et publiées par BOURNE-VILLE, SEVESTRE et BRISSAUD. 1 v. in-8, avec 38 fig. dans le texte et 1 pl. 1888. 12 fr.

Tome VII. — Maladies des vieillards, goutte et rhumatisme. 1 vol. in-8, avec 19 figures inter-calées dans le texte et 4 planch s. 1880.. 12 fr.

Tome VIII. — Maladies infectieuses, affections de la peau, kystes hydatiques, estomac et rate, thérapeutique. 1 vol. in-8. 1889.. 10 fr.

AVIS. — Les œuvres complètes de M. le professeur Charcot formeront environ 12 volumes.

CHARCOT (J.-M.) (de l'Institut) et Paul RICHER. **Les difformes et les malades dans l'art.** 1 vol. petit in-folio, papier simili-japon, avec figures intercalées dans le texte. 1889... 20 fr.

CHARCOT (J.-M.) (de l'Institut) et Paul RICHER. **Les démoniaques dans l'art.** 1 vol. in-4, avec 67 figures intercalées dans le texte. 1887................... 12 fr.

KOENIG (F.), professeur de chirurgie et directeur de la clinique chirurgicale de Got-tingue, etc. **Traité de pathologie chirurgicale spéciale,** ouvrage traduit de l'allemand, d'après la 4e édition, par J. Comte, chirurgien-adjoint de l'hôpital de Genève, ouvrage précédé d'une introduction, par M. le docteur Terrillon, professeur, agrégé de la faculté de médecine de Paris, etc.

Tome I. — 1 vol. in-8, avec figures intercalées dans le texte. 1888................ .... 14 fr.

Tome II — 1 vol. in-8, avec 159 figures intercalées dans le texte. 1889................. ... 14 fr.

Tome III. — 1 vol. in-8, avec 120 figures intercalées dans le texte. 1890................ 14 fr.

LANCEREAUX, professeur agrégé à la Faculté de médecine de Paris, médecin des hôpitaux, etc. **Traité d'anatomie pathologique,** tome 1er : Anatomie patholo-gique générale. 1 fort vol. in-8 de 835 pages, avec 267 figures intercalées dans le texte. 1877... 20 fr.

Cartonné.. 21 fr.

LANCEREAUX. **Traité d'anatomie pathologique,** tome II. Anatomie pathologique spéciale. Anatomie pathologique des systèmes. 1o Système lymphatique. 1 vol. in-8, avec 179 figures. 1881... 25 fr.

Cartonné... 26 fr.

LANCEREAUX. **Tome III. Anatomie pathologique spéciale: Anatomie patho-logique des systèmes, système locomoteur. Anatomie pathologique des appareils, appareil de l'innervation et des sensations spéciales.** 1 vol. in-8, avec 186 figures intercalées dans le texte. 1889...... .... 25 fr.

Cartonné... 26 fr.

SAPPEY, professeur d'anatomie à la Faculté de médecine de Paris. etc. **Traité d'ana-tomie descriptive,** avec figures intercalées dans le texte. 4e édition, revue et amé-liorée. 4 vol. in-8. 1888-1889... 65 fr.

RENAUT, professeur d'anatomie générale à la Faculté de médecine de Lyon, etc. **Traité d'histologie pratique** 1er fascicule : le milieu intérieur et le tissu con-jonctif lâche et modelé. 1 vol. in-8, avec 101 figures intercalées dans le texte. 1889 .... 7 fr.

REMY (Ch.), professeur agrégé à la Faculté de médecine de Paris, etc. **Manuel des travaux pratiques d'histologie; histologie des éléments des tissus, des systèmes des organes.** 1 vol. petit in-8, avec 299 figures intercalées dans le texte. 1889 .... 7 fr.

LATTEUX, chef du laboratoire d'histologie de l'hôpital de la Charité, etc. **Manuel de technique microscopique, ou Guide pratique pour l'étude et le manie-ment du microscope dans ses applications à l'histologie humaine et com-parée, à l'anatomie végétale et à la minéalogie.** Introduction de M. le pro-fesseur Trélat. 3e édition, revue et considérablement augmentée. 1 vol. in-8, avec 385 figures intercalées dans le texte et une planche. 1887................. 13 fr.

Paris. — Typ. A. DAVY, 52, rue Madame.